JN086275

子育てママ先生による

口育の手引き

― よい歯並びを0歳から ―

アルパカこども矯正歯科 院長　　林　明子 著

南々社

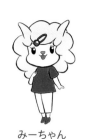
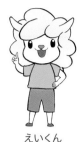
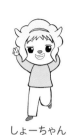

みーちゃん　　えいくん　　しょーちゃん

も く じ

アルパカこども矯正歯科
について

　2015年7月に「アルパカこども矯正歯科」を開院し、運営を進めて参りました。当院では、世間ではまだあまり馴染みのない「口育（こういく）」といった観点を導入し、実践しています。お子様のお口の健康を考えたとき、どのように行えば効果的か。

　0歳から、お口周りでも、特に"舌"の運動に着目し、適切な対処をしていくことで、健全な歯並びの発育のみならず、本来そうあるべき「呼吸」や「嚥下（食べ物を飲み込み、口から胃へと運ぶこと）」が獲得できます。

　人が育っていく過程にはさまざまな要因が絡まりあっているもの。生きていくために欠かすことのできない「呼吸」や「嚥下」を正常に整えておくことが、お子様の健康な歯並びに繋がり、お口から全身の健全な発育や豊かな心の醸成を促していくことになります。

2018年には、安部秀弘代表のもと一般社団法人として日本口育協会が設立され、今後いっそう着目されていくと思われる「口育」。その口育を取り入れた子育てのお手伝いができればと思います。

本書では、口育の柱である「呼吸」と「嚥下」、そして「虫歯予防」に配慮することで、一生ものの"虫歯のない健康な歯並び"を獲得するきっかけを提示します。口育の実践書として、子育て中のお父さん、お母さんに活用していただけたら幸いです。

アルパカこども矯正歯科
院長　林　明子

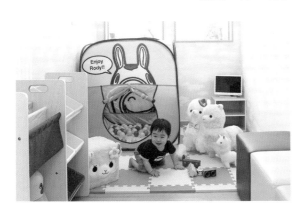

口育のキーポイント

口腔筋機能療法（MFT）とは

お口周りの筋肉機能の改善のためには、口腔筋機能療法（MFT）といった方法があります。1950年代から主に米国で発展してきたMFTは、2013年には日本口腔筋機能療法学会が設立されるなど、研究が盛んな分野で、その効果の科学的な実証が進められています。

当院や隣接する「アルパカの森保育園」でも取り入れているトレーニングを、のちほど紹介したいと思います。

呼　吸

口　育

嚥　下　　虫歯予防

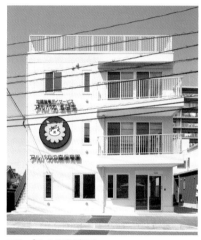
アルパカこども矯正歯科

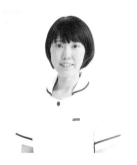
アルパカの森保育園

アルパカの森保育園について

0歳から口育を実践

　水鳥たちの住処でもある八幡川に面した「アルパカこども矯正歯科」の隣に、企業主導型保育園として、2019年6月「アルパカの森保育園」は開園しました。矯正歯科で行っている口育を、0歳から成長に合わせて実践できないか。歯並びの悪化を早期に予防することで、健康な歯並びの子を増やせないか。そんな思いのもと、歯科との一体的な保育の利点を生かし、一生ものの健康な歯並び、そして、お口の健康を提供すべく、口育を実践しています。

　保育方針として、0歳からの「教育・口育・食育」を専門的な見地をもとに行い、教育においては「モンテッソーリ教育」を取り入れています。

　本書では、アルパカの森保育園で行っている口育を紹介し、日々の子育てにも取り入れ、ご家庭でも実践して頂けるような内容になっています。口育に加えて、密接に関連している食育についても触れました。今後「食育」、そして「モンテッソーリ教育」についての紹介も視野に、本書ではまず「口育」についてご案内させて頂きます。

アルパカの森保育園

園長　林　明子

1. 正しい呼吸と嚥下の意味

　口育とは、正常な「呼吸」と「嚥下（食べ物を飲み込み、口から胃へと運ぶこと）」を獲得すべく、0歳からの全身の発達をお口から見ていく科学的な方法です。特に、"舌"の位置や運動に着目することが肝心で、歯並びの悪化や虫歯など、想定される様々な症状を予防する効果があります。

　正常な呼吸は本来、お鼻でする"鼻呼吸"です。鼻から空気を吸い込むことがエアフィルターの役目を果たし、空気中のウイルスや細菌などの異物が体内へ侵入するのを阻止します。また、吸い込む空気の湿度や温度が鼻腔を通過するときに適した状態に調整され、肺の負担を軽減する効果もあります。

　正しい方法で嚥下を行うことも重要です。常日頃から、正しい舌の位置を保つために背筋を伸ばす。お口は閉じた状態をキープ。そのうえで、特に食事中においては、しっかりと奥歯で噛んで飲み込む。正しい嚥下のためには、これらの習慣化が大切です。

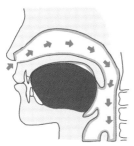

鼻呼吸

温められ加湿された空気が
体内に入る

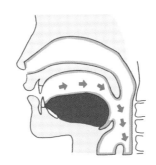

口呼吸

冷たい空気が
異物とともに体内に入る

〈参考〉『口育』2020年版

お口を閉じて
お鼻でする呼吸が
正しい呼吸法ですよ

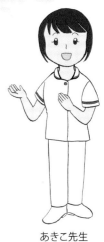

あきこ先生

2. "お口ポカン"には要注意

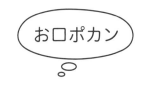
お口ポカン

自然な呼吸法である鼻呼吸が、鼻炎など、様々な要因により難しくなると、お口でする"口呼吸"になってしまいます。口呼吸が常態化してしまうと、"お口ポカン"といつも口が開いた状態になり、お口周りの筋肉の発達に影響があります。口角が下がってしまったお顔は暗い印象となり、上唇が富士山の形に変化します（写真A）。さらに、たれ目の原因にもなるなど、お口周りが全体的にたるんで、締まりのない状態になってしまいます。

また、唇を閉じると筋肉が緊張し、下顎の先に梅干しのようなしわができてしまうこともあります（写真B）。加えて、背筋が伸びず姿勢が悪くなるなど、全身への影響もあります。

ポカンと開いた状態のお口の中は、乾燥してしまい、虫歯や歯肉炎になりやすく、口臭の原因にもなります。鼻腔がエアフィルターとなり除去していたウイルスや細菌も飲み込んでしまうことで、喉の炎症や風邪などの諸症状を引き起こしてしまいます。

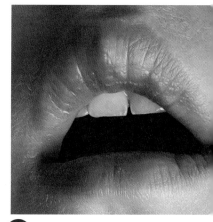

写真A　上唇が富士山の形に変化

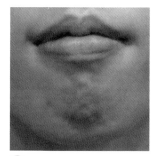

写真B　下顎の先が梅干しのようなしわに

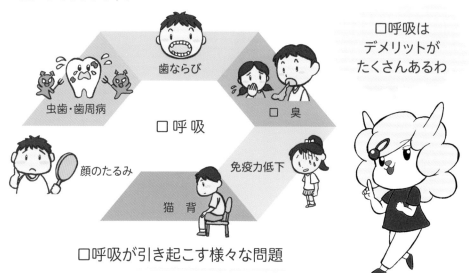

口呼吸

歯ならび

虫歯・歯周病

口臭

顔のたるみ

免疫力低下

猫背

口呼吸はデメリットがたくさんあるわ

口呼吸が引き起こす様々な問題

口呼吸を続けていると…

　喉の奥にある扁桃組織（咽頭扁桃）が肥大し、アデノイドと呼ばれる状態になることがあります。アデノイドが引き起こしたこれらの顔貌は「アデノイド顔貌」といい、面長や小さく引っ込んだ下顎などの特徴があります。

「お口ポカン」で歯並びも悪化

　お口がいつも開いていることが原因で、出っ歯（上顎前突）や受け口（下顎前突）になったり、頬からの力が顎にかかってしまうことで、顎が狭くなり、歯並びがガタガタ（叢生）になることもあります。

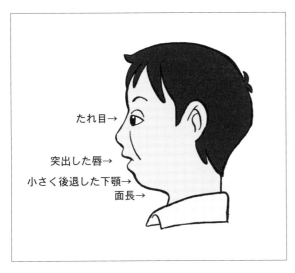

たれ目→
突出した唇→
小さく後退した下顎→
面長→

アデノイド顔貌

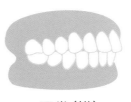

正常（横）

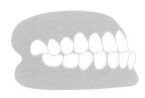

受け口

上下の噛み合わせが
逆になっている状態

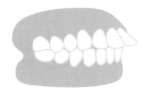

出っ歯

上顎の前歯が
前に出ている状態

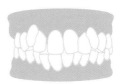

叢生

歯が重なり合って
デコボコした状態

このように口呼吸は免疫を低下させ、顎顔面や全身の発育にも大きな影響を与えます。そのデメリットに気づけない本人に代わって、周囲から適切にアドバイスをしていきたいところです。
"お口ポカン"を見つけたらまずは、お口を閉じるように声をかけてみてください。

3. "舌の位置"の持つ意味
－舌は舌スポットに－

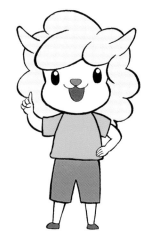

　お口周りの機能が正常に働くために肝心なのが、"舌の位置"です。図Aのように、舌の先が、「舌スポット」と呼ばれる、上の前歯のすぐ後ろにきている状態が保たれていれば問題はありません。

　しかし、図Bのように、何らかの原因で、「低位舌」と呼ばれる、舌の位置が下がった状態になると、諸症状の原因になる口呼吸を誘発してしまいます。反対に、常態化した口呼吸が、舌の位置を下げてしまうこともあります。また、低位舌は、歯並びを悪化させる原因にもなります。

舌をぴったり
上顎の裏に
くっつけるのが
大事ですよ

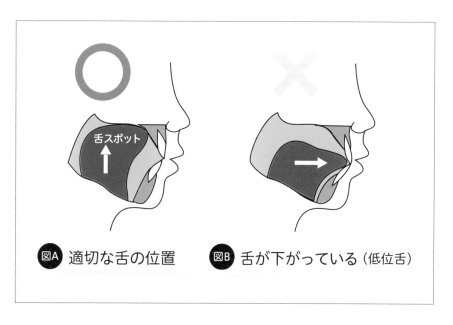

図A　適切な舌の位置　　図B　舌が下がっている（低位舌）

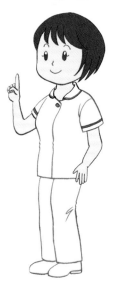

お勧め！ 口育トレーニング

ここでは、舌スポットに収まっていない舌の位置の改善や、舌を挙上する力などの、お口周りの機能の強化にお勧めのトレーニングを以下で紹介します。お口から始まる健康的な生活のためにも、お子様とともにぜひ試してみてください。

あいうべ体操

図Cのように、「あー」「いー」「うー」「べー」と、お口を動かします。声量の大小は問われません。できるだけ大きな動きで行うと効果的です。

朝昼晩に「あいうべ」を10回ずつ行うなど、毎日繰り返すことで自然と、正しい位置に舌が収まり、口呼吸から鼻呼吸への改善が期待できます。

図C 次の4つの動作を順にくり返します

1回5秒　1分10回

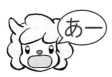 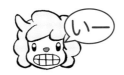

1. 「あー」と口を大きく開く
2. 「いー」と口を大きく横に広げる

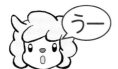 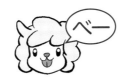

3. 「うー」と口を強く前に突き出す
4. 「べー」と舌を突き出して下に伸ばす

健口体操（むすんでひらいて版）

お口の機能を高めるために考案された「健口体操」。いくつかある中で、ここではお子様が楽しめる、「むすんでひらいて」の替え歌バージョンを紹介したいと思います。

図Dに倣って、お口の体操をすることで、唾液の分泌がアップ。舌の動きが滑らかに。その結果、嚥下するときのストレスが軽減され、よりスムーズに飲み込めるようになります。また、お口周りの筋肉が鍛えられるので、お顔の表情がいきいきとし、言葉をはっきりと発声できるようになります。あいうべ体操と同じく、大きな動きで行うと効果が高まります。

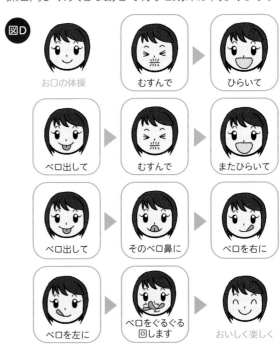

図D

お口の体操 → むすんで → ひらいて
ベロ出して → むすんで → またひらいて
ベロ出して → そのベロ鼻に → ベロを右に
ベロを左に → ベロをぐるぐる回します → おいしく楽しく

〈参考〉社団法人 日本歯科衛生士会 健口体操

9

4. 口腔筋機能療法（MFT）でトレーニング

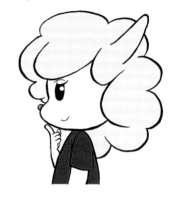

　お口周りの機能は、遺伝だけでなく、日頃の習慣や癖などの後天的な影響を受けます。通称MFT（Oral Myofunctional Therapyの略）と呼ばれる口腔筋機能療法により、舌、唇、頬などの口腔顔面筋に、トレーニングを施すことで、お口周りの機能を正常に整えておくことができます。以下ではまず、特に重要な"舌"を正しい位置（＝舌スポット）に持ち上げるトレーニング方法を紹介します。

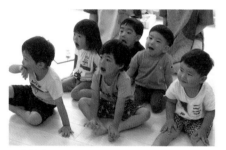

口育教室の様子

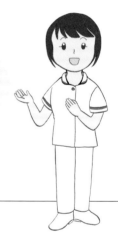

お子さんと
楽しくお口周りを
鍛えましょう

ハート舌ってなあに？

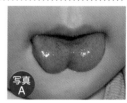

写真A

ハート舌（舌小帯付着異常）
『口育』2020年版より

　お子様の滑舌がよくないと感じられたことはないでしょうか。先天的に、舌の裏側のヒダ（舌小帯）が短かったり、舌の先端の近くについている場合、舌小帯付着異常と呼ばれ、舌が動かしづらく、発音に難が生じたり、歯並びの悪化に繋がります。

　乳児のお子様においては、哺乳障害の原因にもなります。

　写真Aのように、舌をべーっと前に突き出した際にハート状になっている場合がその目印です。歯科医院に受診し、舌小帯を切除するべきか、歯科医師にご相談ください。

ポッピング

　舌を"舌スポット"に収まるようにするためのトレーニングです。舌全体を持ち上げる力をつけていきます。舌の筋力を鍛える筋トレと考えてください。

　図Bのように、舌全体を上顎に吸い付けます。
1.そして、大きく口を開き、舌の裏のヒモ（舌小帯）を伸ばす。
2.この状態を5秒ほどキープしたあと、舌をポンと弾いて降ろします。
3.10回程度を目安とし、練習してください。

　毎日繰り返し続けることで、舌が舌スポットに収まりやすくなります。

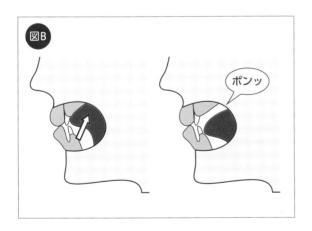

ガムトレーニング

　ガムを用いた舌を持ち上げるトレーニングです。市販のガムで行うことができます。噛みしめのトレーニングにもなります。
　写真Cのように順番に行います。
　その後に、噛みしめのトレーニングとして、ガムをしっかりと噛んでいきます。左右交互に奥歯で噛むことで、噛む力のバランスが整い、顎の成長発達を促していきます。

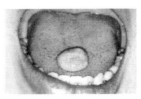 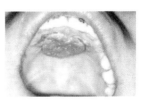

1. ガムを奥歯で噛んで軟らかくしたあと、舌の上で丸める。
2. 舌でガムを上顎の舌スポットに貼り付ける。

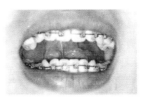 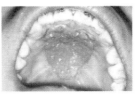

3. 貼り付いたガムを舌先で押し広げる。
4. 舌で押さえたまま、唾液を飲み込む。

『口育』2020年版より

5. 正しい嚥下の習得

　普段それほど意識されることのない嚥下は、実は緻密なメカニズムで構成されています。乳児期からの後天的な学習によって身につける技術なのです。

　正しい嚥下の獲得のためには"舌"の位置が重要です。上下の歯が噛み合った状態で、舌は持ち上げられ、上顎に押し付けられた状態で嚥下を行うことで、食べ物を無理なくのどに送り込むことができます。

　しかし、口呼吸などが原因で低位舌（舌が下がった状態）が常態化してしまうと、嚥下の時に「舌突出癖」の症状を示し、歯の裏を舌先が押してしまいます。舌が歯を押す力は強く、嚥下は繰り返し何度も行われます。その結果、出っ歯や受け口等の咬み合わせや歯並びを悪化させます。

　こうした「異常嚥下癖」が身についてしまうと、食べるのが遅くなり、くちゃくちゃと音を出す、食べ物をこぼすなど、日常生活への悪影響も懸念されます。次ページでは、その予防や改善に効果的な器具とトレーニングを紹介します。

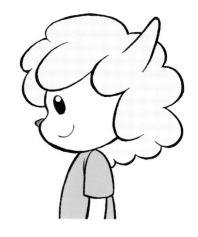

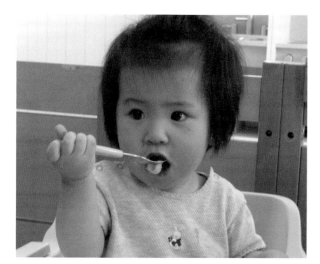

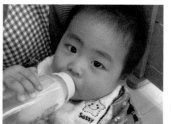

ビーンスターク使用

舌の位置に注意して
食べ物を飲み込み
ましょう

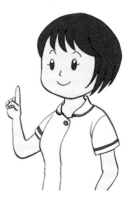

ビーンスターク（哺乳瓶）

　様々ある哺乳瓶のなかで、口腔機能の健全な発育のために推奨されるのが、ビーンスタークです。母乳を飲む原理をもとに作られ、舌や顎の正常な成長発達を促します。離乳食へ移る前に、咀嚼筋や口輪筋等の口腔周囲筋を鍛えておく。正しい嚥下獲得のトレーニングにふさわしい哺乳瓶です。

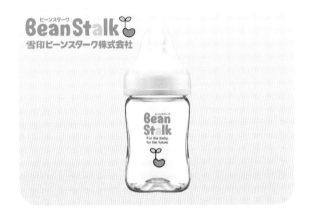

WOWカップ

　乳児期（0歳）におけるストローやスパウト飲みは、間違った舌の使い方の癖がつくため、避けた方がよいです。そこでお勧めなのが WOWカップ。上唇で蓋部分を軽く押さえながら吸い上げないと飲めない構造になっていることが、口腔周囲筋の発育を促してくれます。スプーン飲みからコップ飲みに移行する練習に最適です。蓋をしたまま360°どこからでも飲めて、こぼれないのも嬉しいですね。

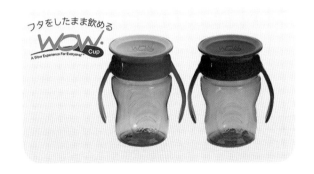

ストロートレーニング

　ストローを使って、正しい飲み方を身につけるトレーニングができます。図Aのように、くの字に曲げたストローを噛んで「イー」と言いながら、唾を飲み込みます。舌はストローより上。上顎の裏の舌スポットにある状態を維持します。繰り返し行うことで、正しい飲み方が身につきます（P31-①写真参照）。

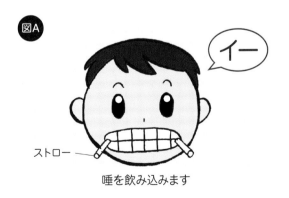

図A

イー

ストロー

唾を飲み込みます

13

6. お口を閉じることの意味
−口唇閉鎖力−

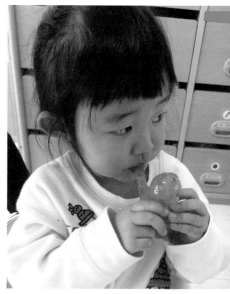

水笛を吹く様子

正常な呼吸である鼻呼吸が、何らかの原因で口呼吸になってしまうと、お口が開いた状態になります。それにより想定される諸症状の予防のために、意識的にお口を閉じる必要があります。

お口を閉じることを口唇閉鎖と言い、口唇閉鎖を行う力は、口腔機能において重要な働きを担っています。歯並びや顎顔面骨格の正常な成長発達には、しっかりと閉じられたお口が欠かせません。舌を舌スポット（上顎の裏）に収めるためにも、口唇閉鎖力を鍛えていきたいところです。

図Aのように、歯並び（歯列）は、口を閉じる力（口唇圧）と舌を持ち上げる力（舌圧）が相互に働いて、そのバランスをもとに配列されると考えられています。よって、舌で前歯を押す力が強く、口唇を閉じる力が弱いと、結果的に出っ歯や受け口になります。

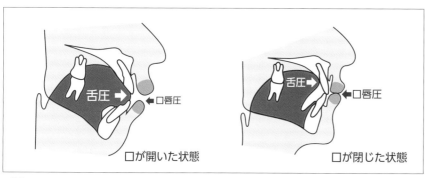

口が開いた状態　　　　口が閉じた状態

図A バランスの乱れた状態　　バランスのとれた状態

口腔内の力のバランスが乱れてしまうと
歯並びに大きな影響を及ぼします

お口がしっかり閉じられ、
舌圧と口唇圧のバランスがとれている

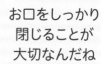

お口をしっかり
閉じることが
大切なんだね

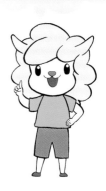

「お口ポカン」は食事の時にも悪影響

　食べ物を咀嚼し、嚥下する前に私たちはまず「捕食」を行います。離乳食の段階では、図Bのように、下唇にスプーンが触れることが合図となり、食べ物を取り込む準備をします。続いて動く上唇で食べ物を捕らえて、口の中に送り込みます。この時、開けた唇を閉じる口唇閉鎖力が弱いと、捕食がうまくいきません。よだれを垂らしたり食べこぼし、飲み込みづらさの原因になります。

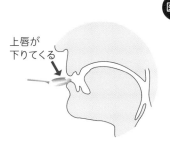
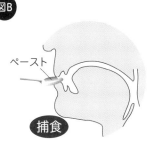

図B

上唇が下りてくる

ペースト

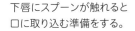
捕食

下唇にスプーンが触れると口に取り込む準備をする。

上唇でペーストを口の中に取り込み飲み込む。

お口ポカン改善トレーニング

ボタンプル

　図Cにある状態に持っていくために、「イー」と口を開く。前歯と唇のあいだに紐付きのボタンを入れて咥える。口は閉じ、紐を5秒ほど引く。口唇閉鎖力が鍛えられ、健康な歯並びの獲得とともに、お口周りがすっきりとし、表情が引き締まります。正面からだけでなく、上下左右に紐を引くと効果的です（P31-②写真参照）。

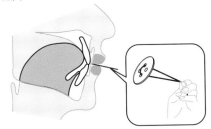

図C

吹き戻し

　写真Dは、アルパカの森保育園での実際の様子です。吹き戻しを吹くことで、お口周りの筋肉である口輪筋が鍛えられ、捕食から咀嚼、そして嚥下に至る一連の活動をスムーズに行えるようになります。同時に、腹式呼吸の習得に繋がり、セロトニンの分泌が高まることから、心身がリラックスし、気持ちが安定します。他にも、風船や水笛などの吹くおもちゃを使うことで、遊び感覚で楽しく口腔機能を強化できます（P31-③④写真参照）。

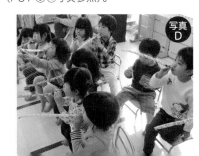

写真D

7. 指しゃぶりには要注意

　お子様の癖で要注意なのが指しゃぶりです。生後6ヶ月を過ぎても続き、習慣化してしまうと、出っ歯（上顎前突）やガタガタの歯並び（叢生）に加えて、上下の前歯に隙間ができる開咬や口呼吸の原因にもなります。3歳を過ぎても続けていると、顔貌や発音、歯並びにも顕著な影響を及ぼす可能性があり、意識的に声かけなどをしていく必要があります。

　なぜ指しゃぶりをしてしまうのでしょうか。その原因には、大人でも感じている不安や緊張など、心理的なものがあると考えられます。無理してやめさせるのは避けたいところ。2歳頃から3歳を目標に、少しずつ頻度を減らすよう取り組むことで、歯並びなどへの影響が少なくてすみます。

　とはいえ、なかなか簡単にはやめられない指しゃぶり。どうしても指しゃぶりをしてしまうようでしたら、おしゃぶりに切り替えた方が口腔機能の成長発達への影響が抑えられます。出っ歯や開咬になりにくい構造の「デンティスター」や「MAM」など、歯並びへの影響が少ないタイプのおしゃぶりも市販されており、お勧めです。

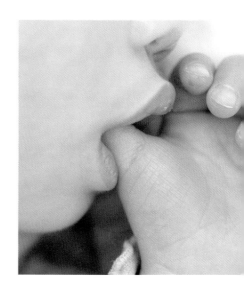

デンティスター
　咥えたときに生じる口腔への余計な圧力を最小限に抑え、自然な噛み合わせが維持できる。

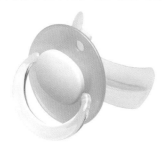

MAM
　咥える部分の根元の薄さが開咬を予防。乳首に似た膨らみが特徴で、舌で押しつぶすなどすることで、口腔機能の成長発達を促進する。

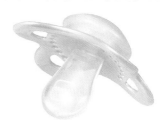

Stop! 指しゃぶり　子供に読ませたい絵本

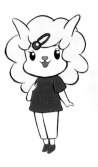

絵本を読んで
指しゃぶりを
卒業しよう

　指しゃぶりを無理のないかたちでやめるよう促すための方法としては、指しゃぶりをしていないときに褒めてあげる。一緒に外で遊んで体を動かすなどが挙げられますが、何よりもまず、本人が進んでやめようと思うことが大切です。以下では、そのきっかけとなる絵本を紹介します（P31-⑤写真参照）。

『ゆびたこ』

くせ さなえ 著
ポプラ社

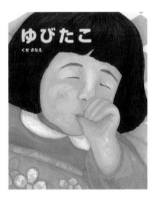

　幼い頃、指しゃぶりをやめるのが難しかった経験をお持ちの著者くせさなえさんが描かれた本書。女の子が自ら決心して、指しゃぶりをやめるまでのエピソードがユーモアたっぷりに描かれています。

　指のたこがもたらす意味を親子で楽しみながら味わうことで、お子様の決意を促す一助となればと思います。

『ゆびしゃぶり やめられるかな』

三輪 康子 他著
わかば出版

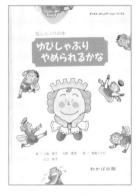

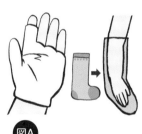

手袋やソックスなど利用して
指しゃぶりを防止しましょう

　指しゃぶりがやめられない王子のお話をもとに、指しゃぶりの影響、やめる時期、具体的なやめさせ方などが専門的でありながらも、わかりやすく解説されています。体験談やQ&Aもあり、親子で実践できる内容になっています。図Aのように、手袋やソックスを利用して、指しゃぶりをしたくても、しゃぶれないように工夫する方法も紹介されています。

> いろいろと試して効果がなければ、矯正歯科や小児歯科などの歯科医院に相談しましょう。お子様が歯医者に行き、歯科医から直接アドバイスを聞くことが決心につながり、やめられる場合もあります。

8. よく噛んで食べることの意味

　噛む行為には、食べ物を噛み砕く以外にも、様々な意味があります。しっかりと噛むことが、唾液の分泌の活性化に繋がり、消化を促すとともに、お口のなかを清潔に保ち、虫歯や歯周病の予防に繋がります。また、噛むことで生じる機械的な刺激が、口腔機能の土台にもなる頭や顎、顔の筋肉の発育を促し、歯並びや咬み合わせが健康な良い状態になります。

　さらに、豊かな表情を作る働きをするほか、思考したり、記憶したりするなどの理性的な機能を司る大脳を活性化してくれます。次ページでは、当園でも行っている噛むことを意識した取り組みについて紹介します。ご家庭でもぜひ、試してみてください。

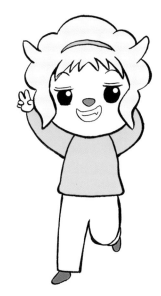

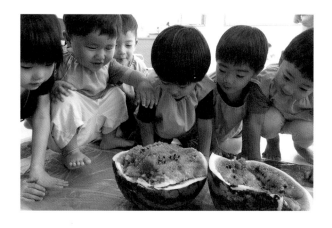

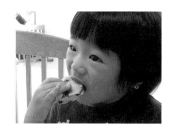

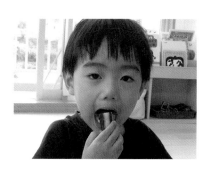

噛んで健康！トレーニング

チューイングブラシ（モリタ）

　市販されている、図Aにあるようなチューイング
ブラシを用いて、食後に5分〜15分程度もぐもぐ
と噛み締めることで、噛む力を強化します。同時
に、歯のクリーニングと歯茎のマッサージ効果が
得られます。また、歯と歯の間に隙間ができること
で、永久歯に生え変わっても、歯並びがガタガタに
なりにくいです。3歳頃から成長期までの間であれ
ば、毎日続けることで、舌が正しい位置に誘導さ
れ、叢生（ガタガタ）や上顎前突（出っ歯）、反対咬
合（受け口）の改善に繋げることが可能です。
　チューイングブラシの使用効果の写真（使用前
後）をP30に載せていますのでご覧ください。

図A

舌を正しい位置に誘導し、
歯並びを整えます

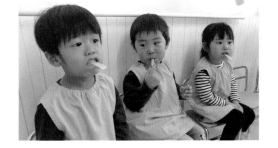

いりこ

　歯や骨を丈夫にするカルシウムが豊富で、噛み
応えのあるいりこは、噛むトレーニングに適してい
ます。口腔機能を強化するためには、舌が正しい
位置（＝舌スポット）にくるように、背筋を伸ばして
噛むことが大切。そして、閉じた状態のお口をキー
プすることも欠かせません。

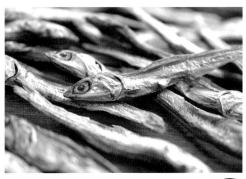

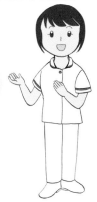

よく噛むことは
健康づくりの基本です
日頃からよく噛むことを
心がけましょう

9. 食育について

　生きることの基礎である食べること。きちんとした食事により健康が維持され、様々な活動をしていくことができます。当園では「**よく噛んで何でも食べる虫歯のない元気な子になろう**」をテーマに掲げ、正しい食習慣を幼い頃から身につけていくための食育を、口育と関連させて行っています。

　幼い子にとってはまず、食に興味を持ってもらうことが肝心。そのきっかけとすべく、食に関する絵本の読み聞かせ、土づくりに始まるお野菜の栽培や収穫、給食のお手伝いや、実際にクッキングを行うなど、食の楽しさや奥深さを実感できる取り組みを実践しています。その上で、食材の旬や伝統文化、食事中のマナーなど、食にまつわる知識を身につけ、バランスのとれた食事への関心を促していきます（P31-⑦⑧⑨写真参照）。

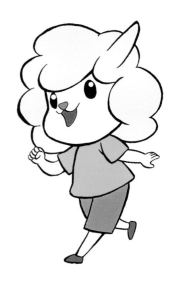

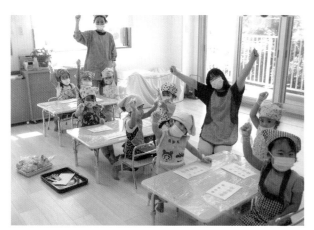

様々な経験を通して、子どもたちは食の大切さを学びます

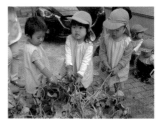

イモ掘り

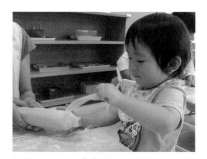

トウモロコシの皮むき

食育を通して生きることを学ぶ

　食べる行為がもたらす意味は、栄養の補給以外にも様々あります。前章でも見た通り、噛み締める行為が刺激となって、口腔機能全般の成長発達を促すとともに、大脳の働きが強化され、理性的な機能の発育にも繋がります。また、唾液の分泌が促され、虫歯や歯周病の予防にもなります。次章では、口育の観点からもお勧めの噛むメニューを紹介していますので、ご参考にしてください。

　他にも、マナーに気を配りながらともに食事をすることでコミュニケーションが育まれ、社会性の向上に繋がります。「いただきます」や「ごちそうさま」に込められた意味を考えることが、生命として生きていることの奥深さに思いを馳せるきっかけにもなります。自然と感謝の気持ちが湧いてくるかもしれません。大きなサイクルの中で生きていることに気がつくことがあるかもしれません。

　このように当園では、口育を取り入れた食育を実践しています。心身の健全な発育のために、口腔機能の成長発達を促しつつも、食べることを通じて生きていくことを学んでいくきっかけを提供するよう、ご家庭でもぜひ取り組んでみてください。

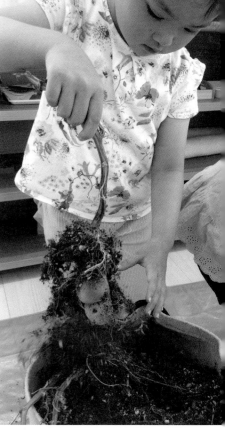

じゃがいもの収穫

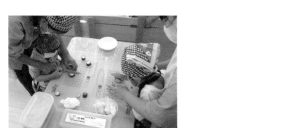

クッキングの様子

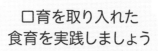

口育を取り入れた
食育を実践しましょう

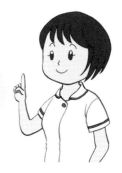

10. よく噛むメニューを献立に

これまで見てきたように、噛むことはお子様の心身の健全な成長発達に欠くことのできない要因です。毎度の食事では、栄養を補給しながらも、噛む力を促していきたいところです。毎日の献立に、意識して噛む力を強化するメニューを加えることは、お子様にとっては良いきっかけとなります。

当園でも意図して、噛むメニューの定番でもあるごぼうや、切り干し大根などの乾き物を使った料理をメニューに加えています。噛むことを促す料理を作るコツには、食材をやや大きめに刻む。火を通し過ぎて軟らかくし過ぎない。しっかりと味わうよう薄味に仕上げるなどがあります。注意したいのが、硬いものを強く噛むことがよく噛むことを意味するのではないことです。無理することなく、ゆっくりと味わいながら繰り返し噛むことを意識した料理が適しています。

以下では、当園でも取り入れている、噛むことを意識したメニューを紹介します。お子様の好みに合わせ、ぜひとも噛むことを促す環境を提供してあげてください。

お勧め! 噛むメニュー

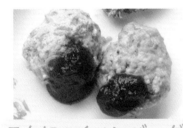

こんにゃくハンバーグ

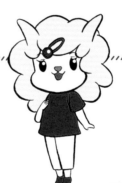

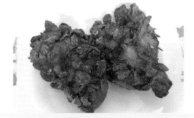

鶏肉のコーンフレーク揚げ

人気のハンバーグにこんにゃくを加え、歯応えを楽しむ。みじん切りにして炒めた玉ねぎ20g、豚ひき肉40g、鶏ひき肉40g、パン粉6g、卵、牛乳10g、みじん切りにしたこんにゃく20gを合わせて混ぜて焼く。好みでケチャップと一緒に。

「どんな音がする?」と問いかけるなどして、「ザク!」「バリ!」といった音をお子様と楽しんでください。噛むって楽しい。塩0.4g、カレー粉0.4gで下味をつけた鶏肉に、砕いて水で軟らかくしたコーンフレーク2gをまぶして揚げる。

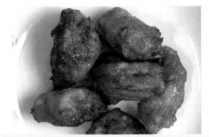

鶏肉とおからのはみ出し揚げ

　シャキシャキごぼうを噛む。おから、ごぼうなど、豊富な食物繊維は虫歯予防にも。千切りにした人参30g、ごぼう30g、鶏ひき肉50g、おから20g、片栗粉10g、醤油3g、みりん3g、塩0.6gを合わせて混ぜ、一口大にしたものを揚げる。

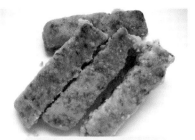

緑黄色野菜バー

　色鮮やかなスティック状のおやつ。砂糖は控えめにし、素材の味を活かす。野菜が苦手なお子様にも。すり下ろした人参5g、茹でて刻んだほうれん草5gを薄力粉20g、砂糖2g、白ごま0.5g、塩0.3g、油7.5gと合わせて混ぜ、綿棒で伸ばし、棒状にカット。オーブン180℃で15分。

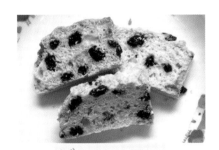

ビスコッティ

　素朴な味わいのイタリアの伝統菓子。栄養価の高いレーズンを加える。砕いたくるみと薄力粉20g、強力粉10g、卵、ベーキングパウダー0.7g、グラニュー糖3g、レーズン5gを合わせて混ぜ、適当な大きさに成型。オーブン170℃で15分焼いたのちに、断面を上に向けさらに10分焼く。

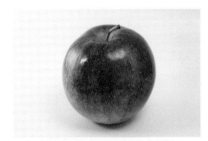

丸かじりりんご

　りんごの丸かじりには、歯の隙間にたまった歯垢を取り除く効果があり、歯茎を丈夫にする。かじる前に、りんごに触る、匂う。目の前でカットして断面をみせる。当園では、りんごの絵本を一緒に読んでいます。

11. 歯磨きで感染症予防

　お口の健康のためには、歯磨きを基本とした虫歯や歯周病の対策が欠かせません。虫歯も歯周病もそれぞれに原因菌があり、その細菌感染によって引き起こされます。虫歯の原因菌の一つであるミュータンス菌は、細菌の塊であるプラーク（歯垢）となって歯面に付着します。そのプラークの除去を目的として行われる歯磨きが、ウイルス感染症の予防にも効果があることがわかってきました。

　鼻や口の粘膜から侵入するウイルスは、鼻や口に常在するプロテアーゼという酵素と一緒になることで、ウイルスの周囲を覆うタンパク質を切断します。タンパク質が切断されて初めて、ウイルスは細胞内へと侵入することができます。その結果、私たちに感染症をもたらします。

　歯周病を抱えていたり、プラークが溜まっていると、口の中にプロテアーゼが増殖する傾向にあります。結果的に、ウイルスからのタンパク質の切断に繋がり、ウイルスの細胞内への侵入を促してしまいます。こうしたメカニズムによって、虫歯の予防を目的に行う歯磨きが感染症の予防に繋がるのです。

手洗い、
うがいと一緒に
歯磨きもしよう

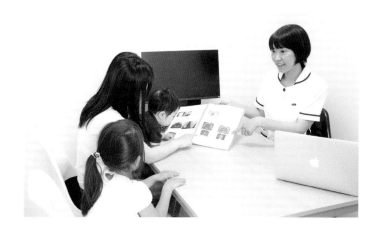

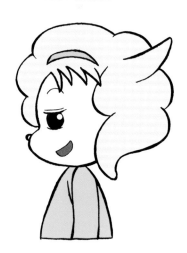

目指せ、カリ...

介護施設において、
生士が関わり、しっかり
10分の1に抑えられた
活動を行った東京都杉
が他区より低かったと
あるとの認識が広がり

当園では、歯科との
つ、虫歯ゼロを意味す
います。そのためには
す。関連する絵本の読
どして、自らで歯の健康

(注1) 奥田克爾ほか:平成15年度
　　　実施方法と有効性の評価
(注2) 平成22年第10回教育委員

						ご住所	

男 女

ふりがな
お名前

Eメール
アドレス

電子メールなどで南々社の新刊情報等を　1. 希望する　2. 希望しない

お電話
番号

（　　　）　　－

年齢 歳

ご職業　1. 会社員　2. 管理職・会社役員　3. 公務員・団体職員　4. 自営業　5. 主婦
　　　　6. シルバー世代　7. 自由業　8. 学生　9. その他（　　　　　）

今回お買い上げの書店名

市区
町村

書店

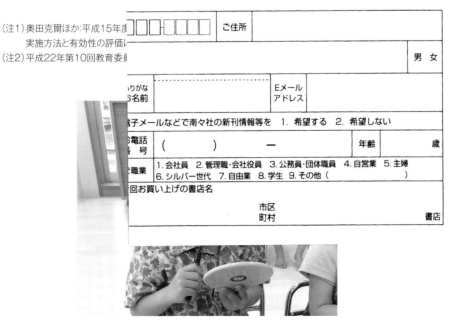

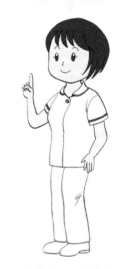

歯科健診を定期的に
受けてきれいなお口を
保ちましょう

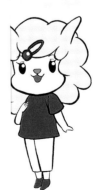

歯医者さんで
正しい歯磨きの
仕方を学ぼう

25

12. 歯磨きの大切さ

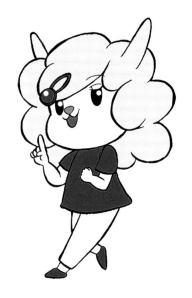

　虫歯は、ミュータンス菌などの細菌（虫歯原因菌）が引き起こす感染症です。生まれたばかりの赤ちゃんには虫歯原因菌はいませんので、ご家族等から感染しないように予防することがとても重要です。

　虫歯原因菌は食物に含まれる糖分をエサに増殖します。そして、粘着性のある塊（プラーク）となり、歯の表面に付着し、酸を作り出します。この酸が歯の表面を溶かすため、穴が空いて虫歯になるのです。

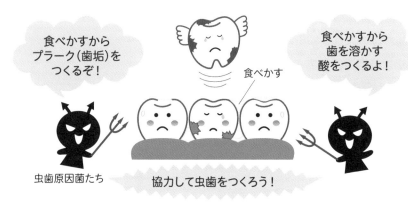

食べかすから
プラーク（歯垢）を
つくるぞ！

食べかす

食べかすから
歯を溶かす
酸をつくるよ！

虫歯原因菌たち

協力して虫歯をつくろう！

　虫歯を予防するには、お口の中の虫歯原因菌の数を減らすこと。そして、間食の回数や時間をコントロールすることで、糖分やプラークを減らし、お口の中が酸性に傾かないようにすることが大切です。その上で、食後に歯磨きをすることが、虫歯を予防する最善の方法になります。

　しかしながら、小さなお子様が虫歯の原因や歯磨きの大切さを認識するのは難しいことです。次ページでは、お子様自身が歯の健康に興味を持つきっかけとなる絵本を紹介します。歯磨きの大切さをその理由とともに伝えることで、自ら進んで歯磨きをするよう促すための足掛かりとして、ご活用ください。

食べた後は
歯を磨きましょう

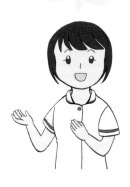

歯磨きの大切さを楽しく学べる絵本

『はははのはなし』

加古 里子 著
福音館書店

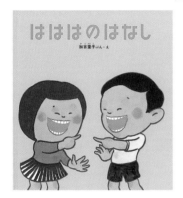

「歯がないとどうなるか」、「どうして虫歯になるのか」、「歯を丈夫にするには？」など、堅苦しくなりそうな話が楽しく、そして丁寧に分かりやすく書かれています。「なぜ？」に興味を持つお子様の好奇心にそっと寄り添う形で歯磨きの大切さを訴える良書です。

『むしばミュータンスのぼうけん』

かこ さとし 著
童心社

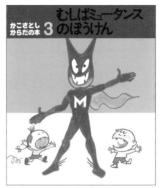

虫歯菌ミュータンスが子供たちに虫歯を勧める形式で書かれている本書はインパクトがあり、虫歯の怖さをお子様に訴えかけ、気づかせてあげるきっかけとなるはずです。どういった流れで虫歯になってしまうのかが、効果的な挿絵とともに丹念に描かれています。

アルパカ デンタル キッズクラブ ＠アルパカこども矯正歯科

アルパカこども矯正歯科では、「アルパカ デンタル キッズクラブ」と称し、お口の健康と健全な歯並びを目指して、三ヶ月に一度のフッ素塗布を含んだ定期健診を行っています。0歳から小学校を卒業するまでの間、カリエスフリー（虫歯ゼロ）を目標に、カリエスリスク検査を行うなど、親子でお口の健康向上に取り組めるプログラムを準備しています。習い事をする感覚で楽しく続けていけるよう、取り組んでいます。

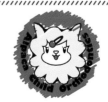

13. 歯磨きのコツ

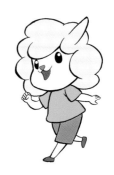

　虫歯予防の最善の方法は歯磨きです。そこで、上手に歯磨きをするための具体的なポイントを紹介したいと思います。お子様と一緒に、親子で取り組んでみてください（P31-⑥写真参照）。

歯磨きの目的＝プラーク（むし歯原因菌の塊）を落とすこと

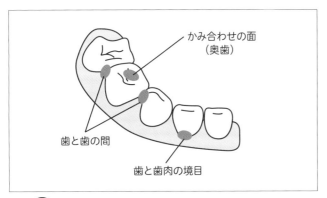

図A　プラーク（歯垢）がつきやすいところ

- かみ合わせの面（奥歯）
- 歯と歯の間
- 歯と歯肉の境目

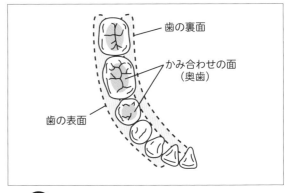

図B

- 歯の裏面
- かみ合わせの面（奥歯）
- 歯の表面

手順通りに磨いて
プラークをしっかり
落としましょう

プラークを確実に落とすためには…

①歯ブラシを小刻みに動かし、一本ずつ磨く。

②図Aのように、プラークがつきやすいところ＝「歯と歯の間」・「歯と歯肉の境目」・「かみ合わせの面」は、歯ブラシの毛先がきちんとあたるように磨く。

③図Bのように、奥歯の「かみ合わせの面」→「歯の表面」→「歯の裏面」というように部位を分け順番に磨き、さらに上顎から下顎へ、右側から左側へ、など順番を決めて磨くことで、磨き残しがないようにする。

これら3つのポイントを押さえると、歯磨きがぐっと上手になります。

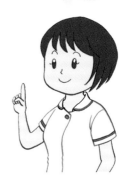

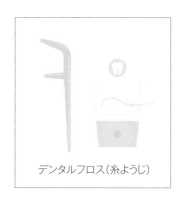
デンタルフロス（糸ようじ）

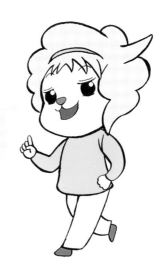
デンタルフロスを
上手に活用しよう

さらに、虫歯予防効果を高めるには…

①「歯と歯の間」へのデンタルフロス（糸ようじ）の併用。

②奥歯の「かみ合わせの面」には、予防的に溝を埋めるシーラントという処置を歯科医院で施すことができます。

　また、小さなお子様は、ご自身で磨いた後に、仕上げ磨きを行ってあげることが大切です。

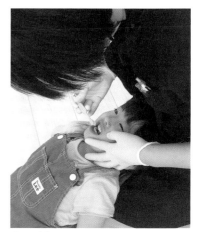
仕上げ磨き

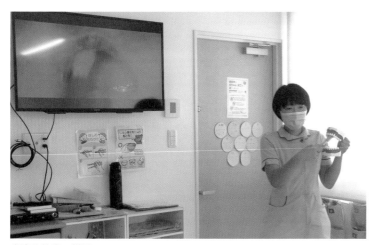
歯磨き教室の様子

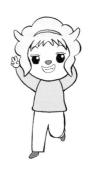

チューイングブラシ
使用による効果の一例 <small>（P19参照）</small>

食後に5〜15分
噛み締めます

使用前
3歳7か月

2019年12月12日

たれ目

下あごが緊張
（梅干しのしわ）

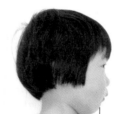

下顎後退
（下あごが後ろ
にひけている）

歯と歯の間に
隙間がない

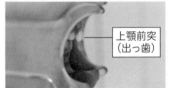

上顎前突
（出っ歯）

1年9か月経過

使用後
5歳4か月

2021年9月9日

たれ目
が改善

下あごの緊張
が改善

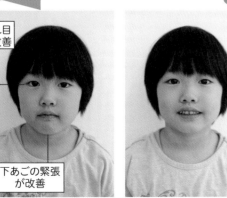

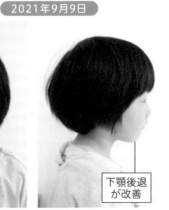

下顎後退
が改善

歯と歯の間に
隙間ができている

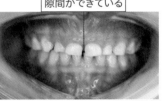

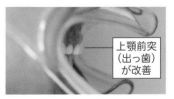

上顎前突
（出っ歯）
が改善

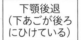

30

アルパカの森保育園での 口育 紹介

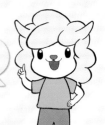
保育園で
お口を育てよう

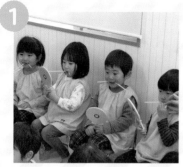
ストロートレーニング（P13参照）

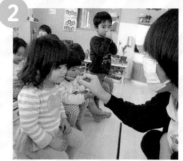
ボタンプル（P15参照）

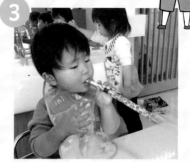
吹き戻し（P15参照）

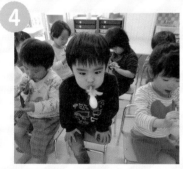
風船で楽しく口腔機能を強化（P15参照）

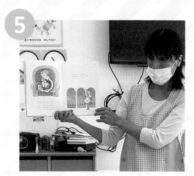
指しゃぶり防止の絵本（P17参照）

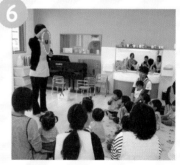
歯磨き教室（P28参照）

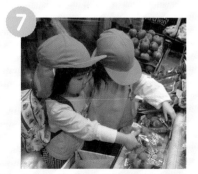
クッキングの食材のお買い物（P20参照）

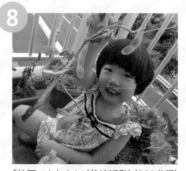
「枝豆できたよ！」（栽培活動）（P20参照）

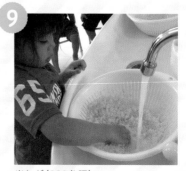
米とぎ（P20参照）

おわりに

　本書では、巷ではまだ聞き慣れない口育にまつわるお話をしてきました。研究で明らかになってきた口腔機能のメカニズムを元に、お子様の心身の成長発達をより良いものにする一助となればとの思いから、書籍化を進めて参りました。

　日々の生活においてなんとなく行っていることがどういった結果をもたらすか、お子様自身ではわからないことばかりだと思います。ぜひ本書を活用して頂き、お子様の将来を見据えたうえでの適した判断を行う手引きとして頂けると幸いです。

　難しく考えることなく、うまくいくように工夫していこうといった気持ちで楽しく取り組んで頂けたらと思います。お父さん、お母さんの大切なお子様の人生が輝かしいものとなることを歯科医の立場から願っています。

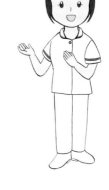

―― 執筆中に他界した父に捧ぐ ――

子育てママ先生による

口育の手引き
― よい歯並びを0歳から ―

2021年10月31日　初版　第1刷発行

著　者 ／ アルパカこども矯正歯科　院長　林　明子
発行者 ／ 西元 俊典
発行所 ／ 有限会社　南々社　〒732-0048 広島市東区山根町27-2　TEL 082-261-8243　FAX 082-261-8647
印刷・製本所 ／ モリモト印刷株式会社

■ 参考文献 ／ 安部秀弘『全身の発育を口から見る「口育」』一般社団法人 日本口育協会 2017年
　　　　　　　『口育』一般社団法人 日本口育協会 2020年版

■ キャラクター原案 ／ 林 英貴
■ キャラクターイラスト ／ 久保 咲央里（デザインオフィス仔ざる貯金）
■ 編集協力 ／ 渡辺 洋一郎
■ 装丁・デザイン ／ 山本 夢子（デザインスタジオ 姉妹舎）

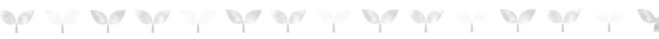